ORIGINE

NERVEUSE ET PARASITAIRE

DE LA

PNEUMONIE FRANCHE

ET DE L'ANGINE HERPÉTIQUE

(Zonas du pneumogastrique et du glosso-pharyngien)

PAR LE

Docteur Albert VEILLARD.

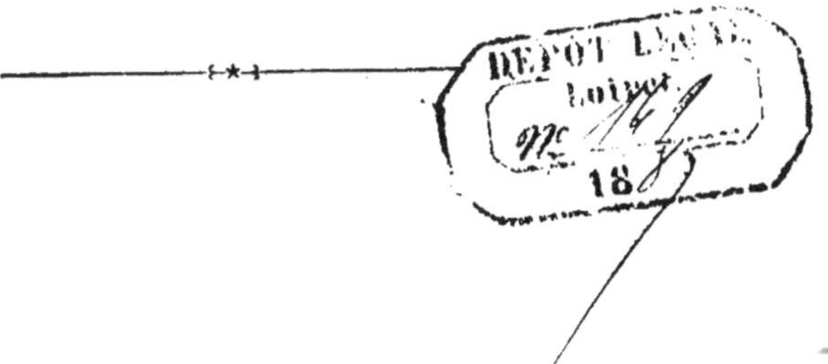

PARIS

LIBRAIRIE MÉDICALE O. BERTHIER

104, BOULEVARD SAINT-GERMAIN, 104

1887

ORIGINE
NERVEUSE ET PARASITAIRE
DE LA
PNEUMONIE FRANCHE ET DE L'ANGINE HERPÉTIQUE

(Zonas du pneumogastrique et du glosso-pharyngien).

La pneumonie franche n'est-elle qu'une maladie localisée au poumon? Est-elle, au contraire, le résultat d'une fièvre générale provoquant une inflammation secondaire et spéciale du parenchyme pulmonaire (*fièvre pneumonique*)? Existe-t-il une entité morbide, la fièvre *a frigore*, *fièvre herpétique* (Gubler, Parrot), qui, suivant la localisation de l'éruption, donnerait naissance à l'*angine herpétique* (Lasègue) ou à la pneumonie lobaire, ou *herpès du poumon* (Fernet)? Toutes ces théories avaient leurs partisans; mais que l'on adoptât l'une ou l'autre, il était toujours impossible d'expliquer certains phénomènes cliniques.

La découverte du pneumocoque n'a pas résolu la question; d'après la théorie parasitaire, il y aurait infection locale du poumon, infection qui, dans certains cas et par l'intermédiaire du sang, pourrait se propager dans d'autres organes (méninges, cœur, etc.). Cette théorie a le grand tort de laisser complètement de côté la fièvre *a frigore* et l'angine herpétique qui, cliniquement, ont les plus grandes analogies avec la pneumonie franche. Elle n'explique pas comment on peut voir des méningites avec pneumocoques sans pneumonie (Netter) et comment les symptômes généraux éclatent souvent sans qu'il y ait encore trace d'inflammation dans le poumon.

PREMIÈRE PARTIE

Dans un grand nombre de maladies (pneumonie, pleurésie, fièvre éphémère, angine, etc.), l'on peut voir survenir de l'herpès labial, herpès fébrile, *bouton de fièvre*; ce phénomène, en apparence insignifiant, a cependant une grande importance; il nous permet d'affirmer la nature de la pneumonie; c'est ce que je veux démontrer dans cette courte notice.

Herpès fébrile et herpès zona.

Une plaque d'herpès fébrile ressemble absolument à une plaque de zona; Barensprung a même émis l'opinion que l'herpès labial représentait un zoster limité aux rameaux nerveux les plus périphériques du trijumeau; mais l'auteur allemand lui-même a ajouté que, dans bien des cas, l'herpès fébrile ne correspondait pas à un rameau nerveux déterminé.

Pour qu'il y ait zona, faut-il donc de toute nécessité que l'éruption suive le trajet d'un nerf sensitif? Est-ce ce nerf sensitif altéré qui donne lieu directement au zona? Cela n'est conforme ni à la physiologie, ni à la clinique.

La physiologie expérimentale nous montre en effet « que la section du trijumeau entre son origine et le ganglion de Gasser n'entraine pas en général de désordres bien apparents dans les organes des sens; mais que cette section, pratiquée sur le ganglion lui-même ou sur ses branches, est suivie d'altérations graves de la plupart de ces organes, et particulièrement dans celui de la vue. *Des altérations semblables ou analogues surviennent lorsque la solution de continuité porte* SUR LA PORTION CERVICALE DU GRAND SYMPATHIQUE. »

Les troubles trophiques de la périphérie indiquent donc plutôt une lésion des centres trophiques et des nerfs vaso-moteurs qu'une lésion des nerfs sensitifs; aussi, dans les autopsies d'individus atteints de zona, est-ce dans les ganglions intervertébraux, centres trophiques des nerfs sensitifs, dans le ganglion de Gasser, centre trophique du trijumeau, que l'on a trouvé le plus souvent des lésions. Nous voyons, en outre, par le résultat des expériences physiologiques rappelé ci-dessus, que, lorsque les nerfs du grand sympathique se rendant dans les nerfs sensitifs sont lésés, cette altération entre pour beaucoup dans les troubles trophiques observés à la périphérie.

Nous voyons encore, dans ces autopsies, que les lésions des ganglions intervertébraux et des nerfs sensitifs ont elles-mêmes une origine vaso-motrice; engorgement des *vasa nervorum*, foyers hémorrhagiques dans le ganglion, altération ou destruction des cellules ganglionnaires par l'épanchement sanguin, telles sont les lésions dominantes. Les altérations des nerfs sensitifs et de leurs centres trophiques peuvent donc être considérées comme secondaires, car les nerfs trophiques ou vaso-moteurs qui se distribuent dans les *vasa nervorum*, peuvent seuls provoquer ces lésions.

Depuis que j'ai eu l'occasion d'observer une épidémie de zona, je n'hésite pas à considérer cette affection comme contagieuse et inoculable; or, le zoster paraît avoir pour origine une altération des centres trophiques et des nerfs centrifuges vaso-moteurs; maladie essentiellement nerveuse, elle ne doit être recherchée que suivant le trajet des nerfs; pour arriver aux centres vaso-moteurs, elle n'a pu suivre qu'un chemin, celui d'un nerf centripète, c'est-à-dire du nerf sensitif de la région.

Toutes les fois qu'il existe un zona, il faut donc chercher à reconstituer le trajet qu'a suivi le parasite dans l'organisme; inoculé à la périphérie, le microcoque suit le trajet d'un nerf centripète ou sensitif, arrive à la moelle, et de là, par les nerfs trophiques ou vaso-moteurs, retourne à la périphérie où il provoque les lésions externes caractéristiques du zona.

La plupart des troncs nerveux de l'organisme sont des nerfs mixtes de sensibilité, de mouvement et de nutrition; lorsque les nerfs sensitifs et les nerfs vaso-moteurs qui se distribuent aux artérioles ont le même trajet, il est peu important, au point de vue clinique, de rapporter les lésions du zona aux nerfs sensitifs plutôt qu'aux nerfs vaso-moteurs; mais lorsque les nerfs vaso-moteurs et les nerfs sensitifs correspondant à ceux-ci n'ont pas la même distribution, il est de toute nécessité de faire la distinction précédente.

Parmi les nerfs crâniens, il en est en effet qui ne sont que moteurs, d'autres qui ne sont que sensibles; on voit également des rameaux vaso-moteurs et trophiques arriver à la périphérie sans conserver aucun rapport de voisinage avec le ou les nerfs sensibles qui sont le point de leurs réflexes.

Toutes les fois qu'une région innervée par un nerf vaso-moteur indépendant des nerfs sensibles voisins est atteinte de zona, il faut rechercher quel est le nerf sensible qui est le point de départ de ces troubles trophiques; c'est ainsi qu'à la face nous voyons les artères coronaires supérieure et inférieure, l'artère de l'aile du nez, l'artère transversale de la face, l'artère temporale et ses branches recevoir leurs nerfs vaso-moteurs du ganglion cervical supérieur ; or, ce ganglion ne s'anastomose qu'avec deux nerfs sensibles : le glosso-pharyngien et le pneumogastrique.

La physiologie ne nous dit pas quel est le résultat des anastomoses que l'on voit exister entre ces nerfs et le ganglion cervical supérieur; mais l'examen des malades nous montre que dans la majorité des cas où il existe de l'angine herpétique ou de la pneumonie franche, c'est-à-dire une affection douloureuse siégeant dans la zone innervée par le pneumogastrique ou le glosso-pharyngien, on voit apparaître une éruption d'herpès sur un point des téguments innervés par les nerfs trophiques paraissant avoir l'origine de leurs réflexes dans les deux nerfs précédents.

L'herpès fébrile est-il dû à une lésion du ganglion cervical supérieur, à une lésion bulbaire ou à celle des ganglions dits trophiques du glosso-pharyngien, ou du pneumogastrique, nerfs qui envoient des anastomoses au ganglion cervical supérieur ? C'est ce que des recherches ultérieures devront déterminer.

Quoi qu'il en soit, l'anatomie nous montre déjà que les nerfs trophiques du pourtour des lèvres proviennent du ganglion cervical supérieur, dépendance du grand sympathique qui n'a de rapports qu'avec deux nerfs sensitifs : le glosso-pharyngien et le pneumogastrique; d'un autre côté, la pathologie nous enseigne que l'on peut voir survenir de l'herpès fébrile dans deux affections en général douloureuses (angine herpétique et pneumonie franche), qui n'occupent que la zone desservie par les deux nerfs précédents : l'assimilation dans ces cas de l'herpès fébrile à un zona est donc rationnelle.

DEUXIÈME PARTIE

De la pneumonie franche.

Inoculons le pneumocoque dans le poumon ; la clinique va nous démontrer ce qui se passe après cette inoculation.

Parasite essentiellement nerveux, le pneumocoque s'attaque au système nerveux de la région, dont le nerf centripète est constitué par le pneumogastrique. Pendant que le pneumocoque chemine, en suivant le pneumogastrique, du point inoculé au point de terminaison de ce nerf dans le bulbe, il ne se manifeste par aucun symptôme ; nous sommes dans la période d'incubation.

Il est un fait absolument démontré par le docteur Duboué (de Pau) et Pasteur : c'est que, dans la rage, le virus prolifère et se concentre pour ainsi dire dans le bulbe ; mais les faits cliniques nous apprennent de plus que lorsque l'inoculation a été faite à la périphérie, sur un membre par exemple, le point inoculé redevient le plus souvent douloureux au moment où éclatent les symptômes rabiques d'origine bulbaire, alors même que l'individu mordu ou inoculé ne se ressentait plus de sa blessure depuis plusieurs mois ; il faut donc admettre que dans ces cas il se produit, au moment de la prolifération bulbaire, un réflexe énergique vers les points inoculés.

De même dans la pneumonie, la maladie, d'origine périphérique, débute le plus souvent par des phénomènes bulbaires, (frisson, vaso-dilatation des vaisseaux de la face, élévation de la température, dyspnée) ; mais les pneumocoques, proliférés dans les centres nerveux, se reporteront bientôt en masse vers le point primitivement inoculé, et y détermineront un noyau de pneumonie lobaire.

Dans certains cas assez fréquents, l'apparition des phénomènes bulbaires précédents fera craindre l'existence d'une pneumonie ; cependant après un ou plusieurs jours de fièvre, on verra survenir un bouton de fièvre et tout sera terminé.

La fièvre *a frigore*, fièvre éphémère, a donc une communauté d'origine avec la pneumonie franche ; soit que le microbe n'ait pas assez de force pour proliférer, soit que l'organisme n'offre pas un terrain favorable à son développement, il ne se forme aucune lésion organique sérieuse. Mais la fièvre éphémère ne peut pas être considérée comme une fièvre essentielle ; c'est bien une maladie d'un organe, le bulbe, ou plus exactement le noyau du pneumogastrique ; de plus cette maladie, comme on vient de le voir, est d'origine périphérique et peut exister à l'état d'endémo-épidémie.

Mais du noyau du pneumogastrique les pneumocoques peuvent se réfléchir non seulement vers le point d'inoculation, mais encore dans une ou plusieurs branches du pneumogastrique ou plutôt dans les nerfs vaso-moteurs qui accompagnent ce nerf ou qui, bien qu'éloignés de lui, sont sous sa dépendance au point de vue de la conductibilité réflexe.

Distribution du pneumogastrique.

Ce nerf se divise en un très grand nombre de branches qui tirent leur origine du larynx, de l'œsophage, du cœur, des poumons, de l'estomac, du foie. Il contribue à former le plexus solaire par l'intermédiaire duquel il innerve les reins et la plupart des organes abdominaux.

Après s'être réunies, ces différentes branches pénètrent dans le bulbe par 8 ou 10 filets linéairement échelonnés et vont jusqu'à la colonne des nerfs mixtes, colonne située sur le plancher du 4e ventricule ; là se trouve le noyau du pneumogastrique.

Y a-t-il, dans le bulbe, des filets du système sympathique qui communiquent avec ce noyau et qui sont le point de départ de réflexes vaso-moteurs? Cela est probable, mais ni l'anatomie ni la physiologie n'ont jusqu'à présent prouvé l'existence de ces anastomoses.

Presque aussitôt après sa sortie du bulbe, le pneumogastrique offre deux renflements ganglionnaires, le ganglion jugulaire et le plexus gangliforme de Willis et de Vieussens.

Le pneumogastrique est un nerf sensible ; ces ganglions peuvent donc être assimilés aux ganglions intervertébraux des racines sensitives des nerfs rachidiens, ganglions dont la physiologie nous montre le rôle trophique.

Le pneumogastrique reçoit de très nombreux filets anastomotiques du système nerveux sympathique et, en particulier, du ganglion cervical supérieur. Le filet le plus élevé de ce ganglion se porte de son extrémité supérieure vers le plexus gangliforme du pneumogastrique ; les autres se dirigent transversalement ou un peu obliquement de haut en bas et sont parfois si nombreux et si courts, que le tronc de la dixième paire est comme soudé au ganglion. (Sappey).

Du ganglion cervical supérieur partent de nombreux filets qui contribuent à former plusieurs plexus importants parmi lesquels je citerai : 1° le plexus qui suit la carotide interne et ses branches, et sert à l'innervation vaso-motrice des branches de cette artère qui va se perdre dans les méninges ;

2° Le plexus qui se termine sur l'artère méningée moyenne ;

3° Le plexus facial qui sert à l'innervation de l'artère faciale ;

4° Le plexus qui accompagne l'artère temporale superficielle et ses principales divisions.

J'ai signalé particulièrement ces plexus parce qu'ils offrent ceci de remarquable : c'est que les artères qu'ils innervent ne sont accompagnées d'aucun nerf sensible. Il faut donc rechercher l'origine de leurs réflexes vaso-moteurs là où ils se trouvent en rapport avec des nerfs centripètes, c'est-à-dire dans le ganglion cervical supérieur où nous n'avons rencontré que deux nerfs de cet ordre, le glosso-pharyngien et le pneumogastrique.

Ceci peut seul expliquer pourquoi l'on voit si souvent la pneumonie ou l'angine herpétique s'accompagner de troubles vaso-moteurs sur le trajet de ces artères (symptômes méningitiques, céphalalgie, douleur dans la nuque, délire, éruption d'herpès sur le pourtour des lèvres, à l'aile du nez, la joue, la région desservie par l'artère temporale superficielle, rougeur de la pommette).

De plus, dans ces cas, l'éruption herpétique ne correspondant pas aux nerfs sensitifs sous-jacents, il n'y a pas de douleur de ces nerfs comme dans le zona, mais la douleur existe dans les nerfs centripètes (pneumogastrique ou glosso-pharyngien) qui sont le point de départ de ces troubles vaso-moteurs (point de côté de la pneumonie, douleur de l'angine herpétique).

Le ganglion cervical supérieur envoie également des filets nerveux trophiques au ganglion de Gasser, à la branche ophthalmique de ce ganglion, au ganglion ophthalmique et à l'arètre ophthalmique; l'herpès de la conjonctive et de la cornée peut donc être tantôt de l'herpès zona du trijumeau, tantôt de l'herpès zona du pneumogastrique; dans ce dernier cas, il constituera l'herpès fébrile de la fièvre éphémère ou de la pneumonie; c'est ce qui explique aussi les troubles nerveux trophiques de la cornée qui peuvent survenir dans cette dernière maladie, comme j'en ai vu un remarquable exemple.

Rameau auriculaire du pneumogastrique. — Ce rameau part du ganglion supérieur du pneumogastrique, s'accole à un rameau bien moins important venu du facial, et, arrivé dans l'aqueduc de Fallope, se porte en haut et en dehors vers la membrane du tympan et la paroi supérieure du conduit auditif externe.

Cette particularité anatomique nous explique pourquoi l'on voit si souvent, surtout chez les enfants, la pneumonie franche se compliquer de phénomènes aigus du côté de l'appareil auditif.

Telles sont les régions desservies par le pneumogastrique et les nerfs vaso-moteurs qui paraissent avoir ce nerf comme origine de leurs réflexes.

Suivant que la maladie frappera une ou plusieurs de ces branches, nous aurons des pneumonies franches uni ou plurilobaires, de la pleurésie franche, de l'otite, de l'endocardite ulcéreuse, de l'ictère simple ou grave, de l'embarras gastrique fébrile, une fièvre éphémère, de l'herpès du larynx, de l'herpès facial ou de la méningite par pneumocoques.

Ces localisations peuvent exister isolément ou simultanément et donner lieu aux combinaisons les plus variées; pneumonie et otite, pneumonie et méningite, pleuro-pneumonie, pneumonie et ictère; dans certains cas on aura un ictère grave avec pneumonie, méningite et endocardite ulcéreuse; dans d'autres, il n'y aura que de l'embarras gastrique avec herpès labial; dans d'autres cas, que de la méningite par pneumocoques, etc.

L'herpès labial peut apparaître dans les pneumonies les plus graves et même mortelles; il peut manquer dans les cas les plus bénins, absolument comme on peut voir des pneumonies sans otite ou sans ictère; le tableau clinique dépend presque entièrement du nombre des rameaux envahis et de la confluence de l'éruption, c'est dire combien il doit varier d'un malade à l'autre.

Ces maladies n'occupent donc que la zone innervée par le pneumogastrique (ce n'est que dans des cas tout à fait exceptionnels que l'on verra se produire secondairement des foyers de pneumocoques en dehors de cette zone); elles s'accompagnent souvent d'éruptions vésiculo-bulleuses sur les parties tégumentaires innervées par les nerfs vaso-moteurs provenant du ganglion cervical supérieur; il n'y a qu'une maladie qui donne lieu à ce syndrôme clinique : c'est le zona.

Le diplocoque de Fraenkel ou pneumocoque est donc un parasite nerveux; c'est suivant le parcours des artérioles desservies par les branches vaso-motrices dépendant du pneumogastrique que l'on doit le rechercher; la prolifération ne se fait pas sur place au point inoculé; le pneumocoque gagne les centres nerveux, y pullule; ce n'est qu'ensuite qu'il envahit les nerfs trophiques et détermine les troubles secondaires de pneumonie, otite, méningite, herpès labial, etc.

De l'angine herpétique.

Il est une autre maladie que certains auteurs ont rapprochée de la pneumonie, pour en faire une dépendance d'une même entité morbide, la fièvre herpétique; j'ai nommé l'angine herpétique.

Cependant, un fait clinique aurait dû les frapper; c'est que la pneumonie ne coïncide jamais chez un même individu avec l'angine herpétique.

Ceci ne fait que confirmer ce que j'ai avancé dans le chapitre précédent : la pneumonie, quelles que soient ses complications, ne dépasse jamais la zone desservie par le pneumogastrique.

L'isthme du gosier peut être divisé en quatre régions :

1° Une partie antérieure, occupant le voile du palais et la partie antérieure des piliers antérieurs, innervée par les nerfs palatins, et dont l'herpès pourra s'accompagner d'une éruption analogue siégeant sur le trijumeau (A. Ollivier);

2° Une partie moyenne, comprenant les piliers antérieurs et postérieurs et l'amygdale, innervée par le glosso-pharyngien; l'herpès labial existera souvent simultanément avec l'herpès de cette région;

3° Une partie postérieure, innervée par le plexus formé par le pneumogastrique et le glosso-pharyngien;

4° Une partie inférieure, limitée à la base de la langue et à la face antérieure de l'épiglotte, et innervée par le glosso-pharyngien qui y forme un plexus médian. L'éruption herpétique de cette région n'a jamais été signalée jusqu'à ce jour, à moins qu'elle n'ait été méconnue et confondue avec une autre affection.

Le ganglion cervical supérieur possède plusieurs anastomoses avec le glosso-pharyngien; celui-ci, par son intermédiaire, a donc des relations, d'une part, avec le plexus intercarotidien (c'est pourquoi l'on pourra voir dans l'angine herpétique glosso-pharyngienne un mouvement fébrile intense accompagné parfois de phénomènes méningitiques); d'autre part, avec le plexus qui entoure l'artère faciale; on pourra donc observer aussi de l'herpès labial.

De même que le pneumogastrique, par son filet auriculaire, peut donner lieu à des phénomènes d'otite, de même l'altération du glosso-pharyngien, par le rameau de Jacobson qui se rend sur la muqueuse d'une partie de l'oreille moyenne et de la trompe d'Eustache, peut provoquer des troubles trophiques du côté de l'oreille; il n'y a pas là seulement des phénomènes d'inflammation par voisinage, car, dans la pneumonie, on ne constate pas de lésion dans la gorge.

L'angine herpétique est donc une éruption vésiculo-bulleuse qui n'occupe jamais que le territoire desservi par un nerf, soit une branche du glosso-pharyngien, soit une branche du trijumeau; l'angine herpétique n'est donc que le zona de ces nerfs.

Si nous admettons que la zone desservie par le pneumogastrique et le glosso-pharyngien peut devenir le siège d'une éruption d'herpès zoster, nous voyons qu'il ne reste plus, dans tout l'organisme, que deux nerfs sensitifs qui échapperaient au zona : ce sont les nerfs sensibles dentaires et mentonniers et le nerf lingual ou petit hypoglosse; tous les autres zonas, en effet, ont été décrits par les auteurs.

N'existe-t-il donc pas une affection qui reste limitée à la région desservie par les nerfs dentaires et mentonniers? Elle est très commune : c'est la stomatite ulcéro-membraneuse. La stomatite ulcéro-membraneuse n'est que le zona du nerf dentaire et mentonnier; elle peut rester limitée à un des nerfs, inférieur ou supérieur, comme j'en ai vu des exemples; par ses rameaux les plus antérieurs, ce nerf peut donner lieu à de l'herpès labial; bref, cette éruption présente tous les caractères des zonas.

N'existe-t-il pas une affection qui reste limitée à la partie inférieure, à la pointe et aux bords de la langue, et sur ses deux tiers antérieurs supérieurs? elle est très commune, c'est l'éruption aphtheuse.

L'aphthe est le zona du nerf lingual ou petit hypoglosse.

TROISIÈME PARTIE

Caractères communs à tous les zonas.

Le zona du trijumeau ou des nerfs rachidiens est inoculable, contagieux et épidémique; le zona du pneumogastrique, l'angine herpétique, la stomatite ulcéro-membraneuse et les aphthes sont inoculables; ils existent à l'état sporadique, mais bien souvent aussi à l'état endémo-épidémique.

Le zona ordinaire s'annonce par une douleur très vive; le point de côté de la pneumonie, la douleur qui précède l'éruption de l'herpès pharyngé, des aphthes, de la stomatite ulcéreuse ne sont pas moins violents; dans tous ces cas la douleur va jusqu'à la sensation de brûlure, les malades se servent presque toujours du même terme de comparaison.

L'herpès labial, l'angine, les aphthes, la stomatite ulcéreuse, les zonas cutanés débutent par une vésicule, laquelle se rompt et donne lieu à une croûte; sur la muqueuse il y a ulcération.

Le zona ordinaire est le plus souvent unilatéral; la pneumonie, l'angine, l'aphthe, la stomatite ulcéro-membraneuse suivent la même loi. Le glosso-pharyngien et le lingual, par les anastomoses très nombreuses qu'ils envoient au-delà de la partie moyenne, sont les seuls où ce caractère soit moins net; on voit d'ailleurs, dans le zona thoracique, la lésion dépasser toujours un peu la partie médiane.

Le zona ordinaire reste toujours limité au trajet d'un nerf; j'ai déjà démontré que la pneumonie ou les autres maladies que j'ai citées en même temps qu'elle, l'angine, les aphthes, la stomatite ulcéro-membraneuse restent toujours exactement limitées à la région desservie par ce nerf avec quelques empiètements, par irradiations nerveuses ou artérielles, sur le territoire considéré comme innervé par un autre nerf.

Le zona cutané donnera de préférence naissance au zona cutané, la pneumonie à la pneumonie, etc. Certains auteurs cependant signalent la coexistence d'épidémies de zona et d'affections pulmonaires. Des recherches bactériologiques montreront s'il y a unité ou pluralité des zosterocoques.

Le zona ne dure que 6 à 8 jours chez les enfants et ne s'accompagne jamais chez eux de douleurs bien vives; c'est également chez les enfants que la pneumonie présente le minimum de gravité.

Chez les vieillards, le zona prend assez souvent une forme confluente ou hémorrhagique; les douleurs persistent parfois pendant des mois; c'est chez eux aussi que la pneumonie offre le plus de gravité.

Le zona est contagieux; comme la pneumonie et l'angine herpétique, il n'a pas de tendance à la diffusion; il reste localisé à un quartier, un village, une maison, etc. ; on trouve les mêmes caractères d'épidémicité pour la stomatite ulcéro-membraneuse et les aphthes.

Le zona, comme la pneumonie, a donc une origine extérieure; il est le résultat d'une inoculation ; c'est donc une maladie qui peut être considérée comme une fièvre éruptive, avec ce caractère tout spécial de rester localisée au circuit d'un nerf (nerf centripète, centres nerveux, nerfs centrifuges vaso-moteurs).

Ayant admis que le zona se développait primitivement par suite d'une inoculation, on voit que ce sera principalement au niveau des muqueuses, au niveau des organes en contact avec l'air extérieur par suite d'une plaie ou d'une lésion chronique donnant lieu à une dénudation du derme, que se fera la contagion ; le chirurgien, en pratiquant une opération quelconque (vaccine, avulsion de dent, etc.), pourra inoculer directement la maladie avec un instrument malpropre. Mais il est une cause secondaire que l'on retrouve dans un grand nombre de cas, c'est le refroidissement.

Les individus qui séjournent dans un air chaud confiné, qui font abus d'exercices corporels, qui sont fébricitants par suite d'une maladie quelconque et qui sont soumis à un refroidissement brusque, la température de leur corps étant préalablement au-dessus de la moyenne normale, se trouvent dans les meilleures conditions pour contracter un zona.

Parmi les fébricitants, c'est surtout chez ceux qui sont atteints de maladies qui ne les forcent pas à garder le lit (typhus ambulatorius, fièvre intermittente, menstruation) et qui, par conséquent, peuvent être plus facilement exposés à se refroidir, que l'on observe de l'herpès labial simple, de la pneumonie ou de l'angine herpétique ; dans ces différents cas, l'herpès n'a rien à voir avec l'affection principale ; c'est un véritable épiphénomène qui indique simplement que le malade a de la fièvre *a frigore*.

Tous les faits de ce genre que j'ai eu à observer ne me laissent aucun doute sur ce point ; c'est, par conséquent, une grande erreur que de vouloir déduire de la présence de l'herpès fébrile quoi que ce soit au point de vue du pronostic de l'affection principale.

Contagion, perturbation profonde du système vaso-moteur par refroidissement ou causes morales, dépression du système nerveux, telle est l'étiologie du zona.

La contagion suffit à elle seule pour provoquer l'apparition de la maladie; les autres causes sont d'ordre secondaire et n'agissent qu'en plaçant les centres nerveux en état de réceptivité ou de prolifération du microbe, qui existe quelquefois depuis longtemps dans l'organisme, mais d'une façon pour ainsi dire latente.

Comme dans plusieurs autres maladies, lorsque la pneumonie existera à l'état sporadique elle se terminera généralement par la guérison sans aucun traitement; ce n'est que chez les vieillards ou les alcooliques que la maladie prendra un mauvais caractère.

Mais la pneumonie à l'état épidémique, comme du reste l'angine herpétique ou les autres zonas, prendra souvent une forme infectieuse maligne et n'épargnera aucun âge.

De même qu'on observe des épidémies de fièvre typhoïde à prédominance abdominale, d'autres à forme thoracique, d'autres à forme cérébrale; de même qu'il y a des épidémies de rougeole avec de la bronchite, d'autres avec de la diarrhée, d'autres encore avec des phénomènes adynamiques, de même le zona du pneumogastrique prendra, suivant les épidémies, la forme pneumonique, ictérique, gastrique, méningitique, éphémère; quelquefois toutes ces formes coïncideront chez un même malade; nous aurons alors l'ictère grave avec désordres gastro-intestinaux, pneumonie et méningite.

Dans tous les cas on peut voir de l'herpès facial; cette éruption n'a aucune valeur pour le pronostic; elle indique simplement que le malade a une fièvre herpétique, de la pneumonie ou de l'angine, avec ou sans complication; on ne peut donc pas se baser sur elle pour établir le pronostic.

L'herpès facial peut manquer dans les cas de zonas du pneumogastrique les plus bénins, et être confluent dans les cas mortels; dans les pneumonies infectieuses il peut prendre la forme d'herpès hémorrhagique ou herpès noir.

Il n'a aucune valeur en tant que signe dit critique, il n'est utile que pour le diagnostic, car sa présence permettra d'affirmer l'origine diplococcique de certaines pneumonies, angines ou laryngites sur la nature desquelles on aurait pu hésiter; d'un autre côté, lorsqu'il apparaitra chez une nouvelle accouchée ou un opéré atteint de fièvre, il y aura des chances pour que cet état fébrile ne soit qu'une fièvre éphémère *a frigore* sans aucune importance.

Caractères particuliers à quelques zonas.

Le zona du pneumogastrique, avec ou sans lésions graves, donne presque toujours lieu à une fièvre plus ou moins vive; il en est de même de certaines angines herpétiques. Dans les zonas des nerfs rachidiens, au contraire, la fièvre est le plus souvent très modérée.

Si l'on considère que les nerfs sensibles pneumogastrique et glosso-pharyngien sont les seuls qui, par l'intermédiaire du ganglion cervical supérieur, puissent donner naissance à des réflexes vaso-moteurs du côté des méninges, on s'explique naturellement que dans la pneumonie franche et l'angine herpétique il devra exister une fièvre et une céphalalgie plus ou moins violentes en rapport avec ces troubles vaso-moteurs; de plus le pneumogastrique, par ses anastomoses avec les autres filets du système sympathique, tient sous sa dépendance l'organe central de la circulation et les gros vaisseaux, le poumon, le foie, etc; il en résultera donc une des fièvres les plus ardentes que l'on puisse observer.

Contrairement à ce qui arrive pour le zona ordinaire qui ne récidive que très rarement, nous voyons que la pneumonie franche, l'angine herpétique, la fièvre éphémère, l'herpès labial simple récidivent au contraire très souvent ; la clinique nous montre donc que *l'unicité est la règle pour les zonas du trijumeau et des nerfs rachidiens* dont les branches terminales se trouvent dans des régions cutanées, mais que *la récidive est fréquente pour les zonas* qui ont leur point de départ dans les nerfs sensitifs *des muqueuses*. On peut ajouter également que si un zona d'un nerf rachidien prend son origine dans une dénudation chronique du derme ou une ulcération, ce zona suivra la loi du zona des muqueuses, c'est-à-dire qu'on pourra le voir récidiver.

Nous retrouvons les mêmes conditions étiologiques pour l'érysipèle; celui-ci récidive très fréquemment à la tête où le plus souvent il débute sur la surface d'une muqueuse; au contraire sa récidive sur le derme est tout à fait exceptionnelle.

Conclusions.

1° Le zona est une maladie endémo-épidémique (20 observations inédites, 12 de M. le Dr Venot, de Beaugency, 8 personnelles).

2° C'est une affection nerveuse et parasitaire dans laquelle il faut toujours considérer trois éléments (1° le nerf sensible centripète ; 2° les centres trophiques ou vaso-moteurs ; 3° les nerfs trophiques centrifuges).

3° L'herpès dit fébrile est un zona présentant cette particularité que le nerf sensible correspondant n'accompagne pas les nerfs trophiques ; dans ce cas il faut remonter jusqu'aux centres nerveux et voir quels sont les nerfs centripètes qui peuvent être le point de départ des réflexes de ces nerfs trophiques ; en suivant cette méthode pour l'herpès labial, on trouve deux nerfs : le pneumogastrique et le glosso-pharyngien.

4° Dans le zona, il n'y a pas une névrite primitive du nerf sensible; les lésions de ce nerf sont secondaires et de même nature que celles de la peau ; les centres et nerfs trophiques doivent être seuls incriminés. Cependant pour la simplicité de l'étude des zonas, on peut continuer à désigner ceux-ci du nom des nerfs centripètes qui paraissent avoir transporté le microbe aux centres vaso-moteurs.

5° La pneumonie franche est le zona du pneumogastrique.

6° L'angine herpétique est le zona du glosso-pharyngien.

Dr A. VEILLARD.

Meung-sur-Loire (Loiret), le 20 septembre 1887.

Beaugency. — Imp. Laffray.

www.ingramcontent.com/pod-product-compliance
Lightning Source LLC
LaVergne TN
LVHW050519160826
845677LV00003B/1221

* 9 7 8 2 3 2 9 6 2 6 6 3 5 *